NOUVELLES RECHERCHES

SUR LE

Traitement des maladies

APPELÉES

TYPHUS, FIÈVRE TYPHOIDE,

PETITE VÉROLE, ROUGEOLE, SCARLATINE,

SUETTE MILIAIRE, etc., etc.

Imprimerie de Guiraudet et Jouaust,
rue Saint-Honoré, 315.

NOUVELLES RECHERCHES

SUR LE

Traitement des maladies

APPELÉES

TYPHUS, FIEVRE TYPHOIDE,

PETITE VÉROLE, ROUGEOLE, SCARLATINE,

SUETTE MILIAIRE, etc., etc.,

ET SUR

L'identité de leurs causes, de leurs symptômes et de leur traitement,

ET SPÉCIALEMENT SUR

L'efficacité de l'écorce du quinquina dans les périodes d'incubation et fébrile de ces maladies,

Par J.-E. CORNAY,

Docteur en médecine de la faculté de Paris,
membre de plusieurs sociétés savantes.

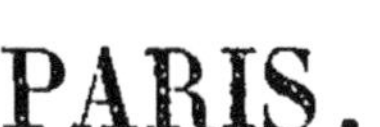

PARIS,

ANCIENNE MAISON BÉCHET JEUNE,
LABÉ, SUCCESSEUR, LIBRAIRE DE LA FACULTÉ DE MÉDECINE,
Place de l'École-de-Médecine, 4.

1844

TRAVAUX DE L'AUTEUR.

Imprimés.

Des rétrécissements organiques de l'urètre, thèse inaugurale soutenue à la faculté de Paris.

Note sur le vice de conformation des organes génito-urinaires d'Henriette Pommier (extroversion de vessie), imprimée dans les Bulletins de la Société médicale de La Rochelle, avec une planche.

Aperçu d'une nouvelle classification des oiseaux, fondée sur des considérations tirées de l'os palatin.

De la lithérétie et du lithéréteur, imprimé dans le journal de M. Pélisson.

Travail sur l'hypertrophie de la rate, imprimé dans le journal médico-chirurgical.

Topographie médicale de Rochefort, avec des considérations hygiéniques, imprimée dans le recueil du ministre de la guerre.

Nouvelles recherches sur les maladies par infection et sur l'efficacité du quinquina dans les périodes d'*incubation* et *fébrile* de ces maladies; 20 août 1844.

Manuscrits.

Examen anatomique de l'œil de bœuf pour servir à l'étude de l'œil de l'homme, avec planches.

Observation sur une maladie de la peau que les auteurs ont désigné par le nom de *psoriasis inveterata.*

Exposé d'une épizootie de variole (clavelée) confluente observée sur six chiens courants; suivi de l'autopsie de l'un d'eux, et de recherches sur la variole des animaux et sur son identité avec celle de l'homme.

Tératologie. Description anatomique d'un fœtus mâle de la brebis domestique, bicorps monocéphale, avec dessins.

Note sur un vice de conformation des organes génito urinaires d'Al. Mich., avec dessin.

1*

Description du vice de conformation des organes génito-urinaires de Pierre-Désiré D., avec planche.

Mémoire sur les moyens de conserver les cadavres préalablement embaumés sous des couches de cuivre galvanoplastique; ce qui constitue une momie métallique. Un cadadre préparé le 8 septembre 1842 de cette manière a été déposé par M. le docteur Cornay dans les armoires de la faculté de médecine de Paris.

Note sur un vice de conformation de la face de la truite saumonée, avec planche.

Manuel théorique et pratique de l'embaumement, avec des considérations philosophiques.

Mémoire sur les premiers essais du lithéréteur.

Note sur la loi qui régit les perceptions physiques du cerveau. L'auteur a rassemblé un certain nombre de faits qui tendraient à prouver que les perceptions se font d'une manière toute harmonique, et par une série d'heptaves combinées.

Instruments de son invention.

Lithéréteur ou siphon aspirateur pour retirer les gravelles de la vessie et les liquides des épanchements.

Instruments pour dilater les rétrécissements au moyen de l'air comprimé.

Bougie à mortaise, bougie à vrille.

Dépresseur du bulbe.

Spéculum de l'urètre pour faciliter l'entrée des bougies.

Dilatateurs à branches.

Différents instruments pour les voies urinaires.

Différents instruments pour l'embaumement:

Canule à obturateur,

Séparateur,

Myotome,

Couteau à crochet mousse.

Curette à dé pour la matrice.

INTRODUCTION.

A la vue des innombrables foyers d'infection qui sont répandus à la surface du sol, ou
même créés par l'homme au sein des lieux
qu'il habite, le médecin ne doit pas seulement
gémir, mais faire tous ses efforts pour les signaler comme étant la source des maladies, et
chercher en même temps des moyens pour les
anéantir, ainsi que les affections graves qu'ils
développent. Que de populations décimées par
les marais voisins! que de cités dont la mal-
propreté détruit les habitants ou altère leur
constitution!

On sait que les foyers putrides sont inhé-
rents aux grandes agglomérations; il n'est
guère possible que cela ne soit pas, quoiqu'il y
ait des mesures prises pour assurer l'assainis-

sement. Il y a tant de sources de putridité qu'il est difficile d'atteindre, qu'il faut que tout le monde se prête à les faire disparaître; alors la tâche du médecin sera moins pénible.

Mais, quant à présent, il s'agit d'indiquer des moyens à l'effet de remédier aux maladies par infection. C'est dans ce but que j'ai fait ce travail, où je montre à mes collègues ce que j'ai obtenu par l'emploi réglé du quinquina dans la période fébrile et d'incubation des maladies dites typhoïdes et éruptives, car son emploi dans l'atonie et la prostration est bien connu.

La quinine, sous la forme de sulfate, a fait oublier depuis vingt ans l'écorce dont on la retire, qui constitue un médicament des plus utiles par son action avantageuse sur l'économie.

Placé pendant une partie de ma vie au milieu des marais à Rochefort, j'ai pu étudier les effets comparatifs des deux substances, et voir dans quel cercle elles pourraient rendre des services aux malades.

N'ayant point à parler des effets de la quinine comparés à ceux du quinquina, je ne veux enregistrer que l'abandon thérapeutique presque général de ce dernier médicament, qui n'est employé que rarement et sans préceptes bien arrêtés, préceptes qui se résument dans cette phrase : *A l'atonie le quinquina;* de sorte que sur ce point nos connaissances ont souffert réellement.

En lisant les ouvrages de Sydenham, de Casimir Medicus, etc., on trouve des choses dites sur le quinquina qui sont bien au dessus des idées actuelles, non seulement sur l'emploi raisonné de ce médicament, mais encore sur son mode d'action.

Pourrait-on penser que la découverte de la quinine ait fait abandonner entièrement l'étude thérapeutique du quinquina, et que beaucoup de praticiens, même au sein des écoles, confondent l'action de l'alcaloïde avec celle de l'écorce dont je parle.

Depuis la publication de mes deux premiers mémoires sur les fièvres intermittentes, les typhus et leurs causes, des cas remarquables de typhoïdes, de varioles, de résorption purulente, etc., sont venus compléter mes recherches.

Je regarde les fièvres intermittentes, les pernicieuses, le choléra, le typhus nerveux, les typhus, la typhoïde, la suette miliaire, la putride maligne, la putride des ulcères, la putride de résorption, la scarlatine, la rougeole, la variole, la vérole, la fièvre charbonneuse, la fièvre de résorption purulente, etc., comme des maladies qui ont des points de rapports évidents.

Elles ont pour cause agissante, à l'extérieur ou à l'intérieur de nos organes, des particules non assimilables, subtiles, délétères, constituant les effluves, les miasmes, ou bien encore des matières putrides et des virus.

La nature, les variétés, les modifications, les qualités de la matière morbifique; les circonstances de son absorption, l'état et l'organisation présente du sujet, ainsi que le mode d'excrétion du principe morbide qu'emploie la nature, comme sa rétention dans l'organisme, donnent à la maladie une des physionomies caractérisées par les noms suscités.

Ce sont là de ces maladies sur lesquelles l'anatomie pathologique, quoique nous montrant des symptômes par des désordres, ne nous a rien appris quant à la thérapeutique.

Tous les beaux travaux d'anatomie pathologique des médecins modernes ont donné peu de résultats jusqu'à présent, relativement à ces maladies, pour la conservation de l'homme; et tout ce qu'il y a de plus positif, c'est l'application des agents médicamenteux.

C'est ainsi que le sulfate de quinine, eu égard aux fièvres intermittentes et pernicieuses, a rendu un véritable service à l'humanité.

Il est impossible de remplacer le quinquina par la quinine, avec laquelle il ne faut pas le confondre. Le sulfate de quinine doit être employé dans des cas particuliers et très restreints; le quinquina est utile dans d'autres cas aussi particuliers et nombreux, et, souvent, là où ce médicament sera nécessaire, la quinine sera très dangereuse même à la plus faible dose; voilà ce que j'ai constaté.

Mais ici je me contente de dire que c'est en étudiant les phénomènes physiologiques des excrétions que je suis arrivé à des choses neuves et importantes, et à me faire une méthode de traitement pour les maladies par infection, que je considère comme de véritables empoisonnements, et que je traite avec le plus grand succès par le quinquina et les autres remèdes adjuvants.

Ce travail sera l'exposé de ma méthode pour le traitement des maladies par infection, c'est-à-dire occasionnées par des effluves miasmatiques, ou des matières putrides, ou des virus. Je l'ai divisé en chapitres pour en faciliter la lecture et faire des articles séparés des différentes questions qui s'y rattachent.

Je dirai de suite que ma méthode n'est point infaillible, car tout le monde sait qu'il est des cas dans lesquels les malades doivent succomber, vu les désordres des organes et des fluides, ou l'insuffisance des soins même les plus dévoués ; ou encore parce qu'elle ne serait pas indiquée dans des cas où des médecins malhabiles l'emploieraient.

Mais j'assurerai qu'enfermée dans des règles sages, elle m'a produit des succès inespérés ; qu'elle a réduit à néant très souvent, par exemple, des maladies au début, qui se développaient avec un cortége de symptômes effrayants, etc.

Je ne parlerai point des typhus, ni des fièvres intermittentes, dont j'ai longuement traité dans le travail médical sur Rochefort ; je m'occuperai seulement de la fièvre typhoïde, de la petite vérole, de la rougeole, de la suette miliaire, de la résorption purulente, et montrerai l'efficacité du quinquina dans ces maladies lorsqu'il est administré avec prudence et avec raison ; la médication des autres maladies par infection étant la même.

Dans ces maladies, quel que soit le principe délétère absorbé, miasmes, putridité, virus, il faut éviter les médications qui débilitent, surtout chez les sujets lymphatiques, les sujets nerveux, et chez ceux qui ont le sang très vicié ; ce que l'on peut connaître par les symptômes, les taches à la peau, les pétéchies, la cyanose, les ecchymoses, etc.

La saignée ne doit être employée que dans l'éréthisme, et l'état dit inflammatoire : elle doit être légère et destinée à faire cesser en partie la tension de la fibre. Dans les circonstances où l'on ne peut saigner, s'il y avait de la sécheresse à la peau ou de la tension, il faudrait ordonner des bains ; j'ai ainsi préparé beaucoup de malades à prendre le quinquina, qui n'aurait pas agi convenablement sans cette précaution.

La saignée a de fréquents avantages ; mais elle doit être employée avec la plus grande circonspection ; en effet elle a le mauvais résultat, dans ces sortes de maladies, d'enlever un sang précieux, quoique vicié ; résultat d'autant plus funeste, que souvent il ne pourra de long-temps être donné de nourriture.

Combien de malades, au dire de tous les médecins, sont tombés dans la prostration à la suite de saignées, et n'en sont sortis que par la mort !

Le bain joue un rôle important pour remplir le but de la saignée dans les cas où les malades n'ont point la force de la soutenir.

Les purgatifs ont aussi des dangers : c'est de concentrer l'action vitale sur l'intestin qui est souvent pris ; ensuite ils contrarient les crises, et donnent des secousses qui peuvent devenir dangereuses : car il existe souvent des ulcérations dans le tube intestinal prêtes à rendre un sang abondant, véritable hémorragie qui conduit le malade au tombeau.

J'expliquerai donc ma manière d'employer les saignées et les purgatifs simultanément avec le quinquina.

Les révulsifs à la peau ont quelques bons résultats ; mais dans certains cas ils sont au moins inutiles.

Pour la méthode expectante, elle a trop peu de réussite pour que jamais je la conseille pour toute une maladie. Cette pratique n'est bonne que dans le cours des maladies pour laisser se produire les crises, ou après l'application des remèdes dont il faut que les effets s'épuisent. Voilà à peu près à quoi peut servir la méthode expectante.

Dans les affections incurables elle est précieuse; dans le cas contraire elle est à rejeter. Dans les maladies miasmatiques elle est très dangereuse, à moins que le sujet puisse expulser par sa propre force excrétoire les fétidités que les médicaments sont chargés de faire évacuer.

Dans les maladies par infection on doit agir de suite sans perdre de temps. L'expectation n'ayant pour but que d'attendre une crise heureuse, elle fait perdre un temps précieux ; d'ailleurs la nature s'égare souvent dans ces affections, ou plutôt elle ne s'égare pas : la mort, la destruction, étant une loi pour elle aussi grande que celle de la propagation de l'espèce.

La guérison des malades est subordonnée

aux soins dont ils sont entourés, et aux lésions intérieures qui existent chez eux, alors que l'on commence à les traiter.

Les causes des maladies typhoïdes et éruptives sont pour moi les miasmes, les matières putrides et les virus; ce sont toujours des matériaux délétères introduits dans l'organisme; cela posé, le seul moyen de guérir est de les expulser de l'économie le plus tôt possible; en effet, là ils vont fermenter et détruire.

Mais quelques médecins ne croient ni aux miasmes ni aux effluves délétères; ils sont tous disposés à vous dire que les causes des maladies dont nous traitons sont inconnues, qu'ils n'en veulent point reconnaître; ils se contentent d'assister aux périodes successives des maladies, qu'ils constatent jusqu'à la mort.

Ou ils donnent des médicaments sans trop savoir pourquoi, en s'étayant des mots *phlo-*

gistique, irritation, qui ne désignent qu'un des effets ou symptômes passagers de la première période des maladies.

Dans leurs conversations ils répètent à qui veut les entendre qu'ils traitent les malades par les purgatifs, les éméto-cathartiques, les antiphlogistiques, sans faire attention aux phases des maladies. Ne savent-ils pas que chaque moment, dans les maladies, veut souvent une médication particulière, active, prudente, appropriée?

Toujours est-il que la contagion et les miasmes agissent dans de certaines limites, et d'après des règles fixes; que, par exemple, tous les sujets qui sont atteints de préférence sont ceux qui ne sont point encore acclimatés : les adultes plutôt que les vieillards, les hommes plus que les femmes; les jeunes filles non réglées, les personnes qui ont des chagrins, celles qui vivent de mauvais aliments, celles qui ont le sang pauvre ou qui couchent dans des chambrées, celles qui n'ont point eu la maladie régnante, sont plus susceptibles que les autres de la contracter.

En terminant, je dirai que les personnes faibles qui vont dans les réunions nombreuses, dans les bals et les spectacles, etc., sont parfois prises de malaise : eh bien ! existe-t-il des lieux plus insalubres, parmi ceux que l'on fréquente, que ces vastes et splendides appartements où se presse une foule compacte ?

NOUVELLES RECHERCHES

SUR LE

Traitement des maladies

APPELÉES

TYPHUS, FIÈVRE TYPHOIDE,

PETITE VÉROLE, ROUGEOLE, SCARLATINE,

SUETTE MILIAIRE, etc., etc.

> « Tant que les fluides sont dans leur état naturel, ils déterminent une excitation naturelle. Mais qu'ils changent de nature par une cause quelconque; que des principes étrangers s'y introduisent, à l'instant ils deviennent des excitants contre nature; ils déterminent des réactions irrégulières; les fonctions sont troublées, les maladies surviennent. Vous voyez donc que les fluides peuvent être souvent le principe des premières, le véhicule de la matière morbifique. »
>
> (BICHAT, *Anat. gén.; Consid. gén.*, p. 65.)

———

Des émanations putrides.

Les émanations, nommées aussi effluves, miasmes, exhalaisons, sont composées de particules subtiles et délétères qui s'exhalent des corps en décomposition, du sol où elles étaient retenues, des lieux habités, et même d'individus malpropres ou malades.

Toutes les matières végétales et animales en putréfaction leur donnent naissance, les liquides comme les solides, les plus petits insectes comme les plus gros animaux. Les eaux de ménage, les urines, les débris des tables qui se pourrissent sur le sol, en sont une puissante cause.

Les foyers les plus actifs de ces émanations dans la ville de Paris sont les plombs et leurs conduits, les récipients des cuisines, où l'on amasse des détritus d'aliments et des impuretés de toutes sortes, les vases et les lieux d'aisance, les bassins où l'on recueille les eaux sales, les lits mal aérés, les linges et les vêtements dont on se sert trop longtemps.

Pour les rues : l'ouverture des égouts, les ruisseaux mal entretenus, les canaux, les bords de la rivière ; le sol même des rues, qui est rendu fétide à près d'un mètre de profondeur par la boue que les voitures y font pénétrer en la broyant sans cesse.

Voilà les foyers d'infection qui répandent la mort dans Paris en développant les fièvres éruptives au printemps ; les typhus, les ty- phoïdes, les pernicieuses, l'été ; les dyssen- teries, les catarrhes, etc., pendant l'automne. J'expliquerai le mécanisme de leur production.

Aux premières chaleurs du printemps le terrain des rues, tout humide et bourré pour ainsi dire de matières animales et végétales broyées, laisse transpirer dans l'atmosphère les exhalaisons les plus dangereuses par la putréfaction de ces substances organiques.

Si les pluies tombent en abondance, les maladies cessent : car la chaleur est dimi- nuée, et le sol est lavé et rafraîchi. Mais s'il survient des pluies et de la forte chaleur par intervalles, alors l'épidémie sévit avec force, tout le monde est incommodé, beaucoup ont des typhoïdes, la variole, etc. ; les enfants ont des exanthèmes, des rougeoles, des scarlatines.

Aussi y a-t-il du danger à répandre de l'eau dans les rues pendant la chaleur, ou à les arroser avec l'eau bourbeuse des ruisseaux ; en effet cette pratique vicieuse renouvelle la putréfaction. Ce que je viens de dire me fait comparer certaines rues de Paris, par leur grande insalubrité, aux cunettes des places de guerre.

Il est donc certain qu'il se répand des émanations d'une nature pénétrante, délétère, qui opèrent avec une grande puissance sur les sujets qui se trouvent placés dans leur sphère d'activité, et qui occasionnent des changements dans les fonctions de l'organisme, suivant leur nature et leur intensité ; l'air en est infecté, et, ainsi vénéneux et nuisible, il est porté par la respiration dans le sang.

La composition des miasmes varie à l'infini, et cela n'est point étonnant, car des particules aussi ténues, venant de matières putrides si différentes, doivent évidemment être de natures diverses. Cependant les gaz qui les composent, et que la chimie a pu trouver, sont ordinairement l'ammoniaque, le sulfhydrate d'ammoniaque, l'hydrogène sulfuré, l'hydrogène carboné, l'hydrogène phosphoré, l'acide carbonique, l'azote, l'eau, une matière animale analogue par sa volatilité aux huiles essentielles, et qui est entraînée dans l'air par l'eau et la chaleur.

Tous ces corps varient en quantité dans chaque miasme ; ce qui constitue seulement, et à n'en pas douter, l'espèce de l'exhalaison.

Pour qu'il y ait putréfaction, et par conséquent production de miasmes, il est nécessaire que les matières végétales et animales soient privées de vie, qu'elles soient sous l'action d'une chaleur forte, de l'humidité, et au contact de l'air. Ce sont précisément toutes les conditions qui se retrouvent dans les foyers d'infection que j'ai cités plus haut.

On ne saurait trop dire que ces foyers sont d'une telle insalubrité, que ce sont les exhalaisons qu'ils répandent qui produisent presque toutes les maladies. On doit donc chercher à les assainir, soit par des eaux courantes, des lavages, pour les égouts, les ruisseaux, les récipients, les conduits des maisons, en faisant fermer exactement les ouvertures d'aisance, qui répandent au loin des odeurs méphitiques, et la bouche des égouts par des cuvettes mobiles.

La rivière devrait être encaissée dans des quais à pic, afin que la Seine ne dépose pas sur ses bords les immondices qui s'y pourrissent.

Il existe bien des états qui rendent la ville insalubre ; mais il est inutile que j'en parle ici : l'assainissement des rues et des maisons suffirait pour que Paris fût supportable.

Tout le monde connaît la mauvaise odeur
qui poursuit partout dans les rues ; ce sont
précisément ces miasmes qui viennent altérer
le sang, l'empoisonner, en passant par la respiration.

Il est des lieux qui sont relativement plus
insalubres . ce sont les rues humides et sales
où le soleil donne ; celles qui sont très fré-
quentées ; le voisinage des égouts, des
plombs et des latrines.

De même il y a des heures pendant lesquelles il existe plus ou moins de danger à
respirer ces miasmes. Ainsi il faut fuir les
foyers de putréfaction au moment où la chaleur est grande, car alors on est dans une
atmosphère putride très délétère ; il est mieux
de pénétrer au centre de ces foyers la nuit
ou le soir, quand la vaporisation est moins
forte.

Il n'en est pas de même des lieux éloignés
des foyers d'infection, qui sont plus salubres

pendant la chaleur que le soir et le matin. En effet la fraîcheur condense et abaisse sur la ville les vapeurs nuisibles , volatilisées le jour, et forme un brouillard qui contient des miasmes dangereux.

L'homme malpropre ou malade peut être regardé comme un foyer d'infection ; les maladies qu'il transmet par les excrétions qui s'échappent de ses surfaces en sont une preuve évidente.

Aussi doit-on établir une ventilation suffisante dans les chambres des malades, car ils doivent toujours avoir un air pur à respirer.

Chez les malheureux ouvriers combien de typhoïdes prennent naissance dans les chambrées , où ils couchent jusqu'à deux ensemble dans des lits qui se touchent et qui ne sont jamais assainis !

Lorsque l'on est dans des lieux où il existe des miasmes, l'odorat en est souvent impressionné ; et, si leur action se prolonge, on éprouve une sensation de dégoût qui force à fuir le foyer d'où ils s'échappent.

Souvent aussi on en respire de si subtils, qu'ils n'affectent point l'odorat, mais ils n'en produisent pas moins leurs effets nuisibles.

Si l'on se trouve passagèrement en rapport avec ces miasmes, ils causent de légères indispositions, comme de fortes maladies si leur intensité est grande.

Quand leur action est faible et continue, ils affaiblissent la santé, la rendent chancelante, et font naître dans certains cas les endémies. Au contraire, s'ils agissent d'une manière puissante et continue, ils produisent les épidémies les plus meurtrières ; dans ce dernier cas la force des sujets n'y fait plus rien, tous sont pris indistinctement.

Ainsi les foyers de putréfaction déversent constamment dans l'atmosphère des principes méphitiques qui en vicient la pureté ; l'air, si bienfaisant lorsqu'il est pur, se trouve alors dépourvu de ses qualités nutritives; tandis que les plantes sous son influence végètent avec force, les animaux meurent de maladies pestilentielles.

C'est ce qui nous démontre l'utilité des plantations pour la dépuration de l'air.

Les maladies par infection peuvent aussi prendre naissance dans les ingesta, tels que les boissons putrides, les aliments faisandés ou putréfiés. J'ai vu les eaux de prairies chargées de détritus d'animaux et de végétaux pourris développer des épidémies chez l'homme et les animaux domestiques.

Les aliments qui ne sont pas frais, que l'on mange dans certaines maisons, peuvent produire de véritables empoisonnements s'ils sont très putréfiés; s'ils le sont peu, et qu'ils agissent pendant assez de temps, ils donneront des fièvres de mauvais caractères, dans le genre typhoïde et putride.

Excepté les eaux et le pain qui servent à toute une population, et qui d'ailleurs donnent rarement des épidémies, les ingesta ne produisent que des cas accidentels, tandis que les miasmes, qui ont pour véhicule l'air que nous respirons, déterminent des maladies nombreuses et variées.

Malgré tous les foyers d'infection dont Paris se trouve rempli, cette ville est assez habitable dans la période des chaleurs, lorsque les vents se maintiennent au nord ou à l'est, ce qui donne de la fraîcheur qui tempère les émanations. Mais si les vents soufflent des autres régions, la chaleur et l'humidité établissent la putréfaction, et l'air possède alors les qualités si nuisibles qui déterminent les maladies.

Les brouillards si malsains de l'automne et du printemps, qui tiennent en dissolution toutes les fétidités sorties de la ville, causent aussi de graves maladies, sous la forme de dyssenteries, de fièvres catarrhales, de rhumatismes, d'affections cérébrales, etc.

Mais tous les foyers que j'ai signalés ne sont écartés que lorsqu'un des membres d'une famille a été victime ou dangereusement malade ; ce n'est que le danger qui rend prudent.

Pourquoi ne pas suivre les règles de l'hygiène? Ne devrait-on pas savoir qu'il faut fuir tout ce qui peut nuire?

Toujours est-il qu'il faut s'éloigner, si c'est possible, des lieux infects, des rues, des cours, des établissements d'où il s'échappe des effluves ; éviter les appartements trop réduits, mal aérés, faire tenir les maisons propres, ne manger que des aliments très frais, avoir toujours des vêtements sains et du linge blanc.

On doit aussi prendre des bains pour faciliter la sueur ; enfin ne jamais mettre ses membranes en contact avec des corps gazeux, mous ou solides, qui soient fétides, purulents ou putrides. Tout cela regarde l'hygiène, qui est la règle du savoir-vivre.

Action des émanations putrides sur l'organisme.

Les miasmes ont sur les organes de l'homme une action des plus manifestes, des plus dangereuses; mais, pour bien établir et faire comprendre leur manière d'agir, je vais suivre leur trajet à travers l'économie.

Absorbés en très faible quantité par la surface cutanée, qui est presque constamment couverte de vêtements, ils le sont en totalité par l'appareil pulmonaire dans l'acte de la respiration. Avant d'arriver aux poumons, ils influencent les nerfs de l'odorat d'une manière grave.

Cependant, tandis que les odeurs suaves occasionnent des défaillances par leur seule action sur ces nerfs, les odeurs puantes ou délétères ne font éprouver de faiblesses qu'après avoir été portées dans le sang et y avoir agi comme poison ; c'est alors qu'elles deviennent plus qué jamais repoussantes , et qu'elles inspirent à l'homme plus de dégoût.

Tous les effets produits sur les nerfs pituitaires par les odeurs, quelles qu'elles soient , sont purement nerveux , mais ils ajoutent souvent à la gravité du mal.

Une fois passés par la respiration dans l'appareil circulatoire, les miasmes se trouvent mêlés au sang et se comportent dans ce fluide suivant leur nature.

Leurs effets constants sont de l'altérer en lui enlevant ses propriétés nutritives ; ses globules se trouvent comme usés , ce qui veut dire dissous : alors le sérum est quelquefois fibrineux ; d'autres fois la partie rouge du sang se précipite au fond du vase, après la saignée, sous la forme ou plutôt sous l'apparence d'une poussière rouge.

Dans d'autres cas encore ce fluide présente

des altérations variées de couleur, de consistance et d'odeur. Parmi les odeurs que le sang répand à sa sortie de la veine il en existe deux fort remarquables : ce sont l'odeur putride, et l'odeur de phosphore ou l'odeur d'ail.

Voilà bien assez d'altérations du sang pour expliquer les troubles fébriles qui nous occupent. Il est évident que, n'ayant plus sa qualité normale, il ne doit plus nourrir les organes convenablement. Mais de plus, contenant des corps non assimilables et même destructeurs, l'organisme doit se révolter, afin de chasser du corps tout ce qui est nuisible.

Alors viennent les crises qui débarrassent l'économie : ce sont tantôt des sueurs copieuses, des déjections intestinales, des vomissements, des humeurs qui sortent par les bronches et le nez, sous la forme de catarrhe ; tantôt des éruptions de plusieurs sortes ; souvent aussi il y a rétention de la matière septique et production de symptômes graves.

4

Les émanations miasmatiques, une fois dans la circulation, agissent sur le système nerveux et deviennent nuisibles à toutes les fonctions. Ainsi la nutrition, les excrétions et l'innervation, sont troublées. Ces fonctions, sont dans une évolution qui fait craindre pour la machine entière.

Aussitôt qu'il y a rétention des principes délétères, l'appareil fébrile se développe ; mais cet état cesse peu à peu, et le sujet tombe dans la prostration, espèce de faiblesse, d'anéantissement, qui a aussi ses variétés, et qui est occasionné par les lésions produites par la matière délétère, et cette matière elle-même, etc.

Les effluves qui se dégagent des amphithéâtres, des boyauderies, des abattoirs, et de tous les endroits où il se pourrit des substances animales, développent, d'après les observations les plus anciennes, des fièvres qui se rapprochent du genre typhoïde ; tandis que celles qui proviennent de matières végétales en décomposition donnent les fièvres intermittentes.

Les miasmes végétaux semblent agir avec plus de force sur les nerfs que sur le sang, tels sont ceux qui produisent les fièvres intermittentes et pernicieuses ; tandis que les miasmes animaux auraient un effet plus intense, plus marqué, sur le sang que sur le système nerveux.

En général, tous les hommes qui respirent habituellement des miasmes délétères, quels qu'ils soient, sont chétifs, jaunes, pâles; ils ont une mauvaise graisse, c'est-à-dire qu'ils ont la peau œdémateuse; ils sont peu robustes; enfin ils présentent les caractères de l'empoisonnement miasmatique lent, et leur vie ne peut être de longue durée.

Tels sont les fossoyeurs, les porteurs de morts, les gardiens de l'intérieur des prisons, les habitants des marais, les gens qui sont auprès des malades, ceux qui les soignent ha-

bituellement, les habitants des grandes villes;
toutes ces personnes se font une constitution
remarquable.

Une fois arrivés dans le sang, les produits
délétères dont nous parlons y occasionnent
un désordre tel, que dès lors la nutrition des
organes ne se fait plus naturellement.

Ils établissent une fermentation particulière
dans ce fluide, et pénètrent non seulement
dans toute la grande circulation, mais aussi
dans la circulation capillaire ; c'est là surtout
où ont lieu les désordres qui portent sur la
nutrition.

La fermentation qu'ils déterminent est particulière à chaque miasme ; il est évident que
le miasme respiré est de même nature que
ce qu'il produit de délétère au sein de la circulation.

Car, de même qu'un virus quelconque ne
produit dans l'économie, comme ferment,
qu'un principe de son espèce, qui donne nais-

sance à un virus semblable ; de même la matière putride sera le levain de la fermentation
putride, dans n'importe quel endroit où elle
se trouvera.

Ainsi, par exemple, la matière putride de
la surface des plaies contuses, par sa résorption, donne lieu à une fermentation de même
genre dans l'organisme.

Ce qui prouve que les miasmes sont un ferment de putréfaction dans l'économie, c'est
la grande quantité de liquides infects que les
malades rendent par toutes les surfaces, dans
les maladies typhoïdes, putrides, et les maladies éruptives.

Les principes délétères qui pénètrent dans
l'organisme, soit par la respiration, l'ino-
culation ou l'absorption, s'exhalent des surfaces sous la forme de gaz et de liquides ; parmi ces derniers l'on distingue les
virus.

Les uns s'échappent en nappe des membranes périphériques, les autres par points centralisés, ce qui produit les éruptions, les bubons, les charbons, etc., et enfin toutes les excrétions d'humeurs fétides. Cela arrive à la suite d'une fièvre plus ou moins forte, appelée par les anciens *fièvre de coction*.

Voilà ce que fait la nature pour se débarrasser des principes nuisibles. Il suffit de suivre ses moyens pour se trouver dans la vraie route que le médecin doit parcourir.

Il est bon de dire ici que les miasmes occasionnent un état maladif particulier du système circulatoire général et capillaire, et que l'on a même observé du pus dans les vaisseaux des sujets morts dans l'adynamie.

La fermentation que produisent les miasmes et les virus a lieu dans la grande circulation comme dans les capillaires, dans les cryptes et les glandes comme dans leurs conduits excréteurs, ainsi qu'à la surface des muqueuses; partout où se trouve la molécule putride, avec

l'humidité et la chaleur, se développe la putridité dans l'organisme.

Aussitôt que les tissus animaux sont souillés
par la matière putride, gazeuse ou liquide, il
se forme cette évolution, cette fermentation
éliminatrice, que les médecins appellent période fébrile des maladies typhoïdes et éruptives, etc.

Le pus et les matières animales putrides in-
jectées dans les veines produisent la mort
chez les animaux dans un temps très court.

Les mêmes matières putrides, appliquées
sur les chairs, donnent également la mort
dans peu de jours, après avoir enflammé la
partie où avait existé le contact. Les aliments
gâtés, ingérés dans l'estomac, agissent de la
même manière.

Il est évident que tout miasme ou toute
matière putride, en fermentant dans l'économie, s'oppose à la nutrition et détruit la composition des fluides et des solides.

Il est donc essentiel que le médecin vienne au secours de la nature, pour lui faciliter l'excrétion des principes délétères et empêcher qu'ils n'exercent leur action malfaisante.

En résumé, les miasmes et les virus, après avoir été absorbés, se répandent dans l'économie par la circulation; ils portent leur action délétère sur le sang et les parenchymes, puis ils déterminent une fièvre éliminatoire, et sortent par les surfaces, ou demeurent dans l'organisme; dans ce dernier cas il y a rétention et danger, tandis que dans le premier c'est une crise heureuse.

De l'excrétion des miasmes et des principes délétères.

Comme on le verra dans ce chapitre, une des plus belles fonctions de l'organisme est sans doute celle des excrétions, la nature ayant établi comme loi la mutation perpétuelle de la matière, représentée dans l'homme par la composition et décomposition continuelles des organes ; il lui a fallu se servir d'émonctoires pour évacuer tout ce qui ne pouvait être utile à l'entretien de la vie.

Les différentes glandes qui viennent aboucher les orifices de leurs conduits excréteurs à la peau et aux membranes muqueuses sont chargées de dépurer le sang et les autres fluides, et d'extraire toutes les parties vénéneuses et excrémentitielles. La peau et les muqueuses sont des surfaces d'excrétion.

Dans l'état de santé les produits des excrétions sont des principes inutiles, et par conséquent nuisibles, mais qui passent cependant à travers les glandes avec facilité. Dans les maladies par infection ce sont des matériaux délétères qui développent partout l'irritation et le malaise, les glandes se révoltent à leur approche : voilà ce qui occasionne la rétention ; il suffit de vaincre l'éréthisme des surfaces excrétoires pour qu'elle cesse et qu'il y ait excrétion continue.

L'organisme se débarrasse de ces principes dangereux par la voie des sueurs, des crachats, des mucus, de la salive, des larmes, de la bile, des urines ; des exhalaisons gazeuses de la peau, des poumons et des intestins.

Les excrétions sont souvent bouleversées ; est suspendue, ou vient en petite quantité ; les larmes et la salive s'écoulent avec abondance ; la peau est sèche, des gáz s'exhalent de toutes les surfaces, les mucus sont épaissis ou séreux ; les excréments sont copieux, liquides, ou très durs et retenus dans l'intestin.

Enfin tous les produits des excrétions présentent des changements sous le rapport de la consistance, de la couleur, de la quantité et de l'odeur ; en général, les excrétions sont augmentées ou diminuées.

Si les miasmes suivaient pour sortir de l'organisme la route des urines et des sueurs, bientôt tous les solides et les fluides auraient subi une dépuration suffisante ; mais ils s'échappent par toutes les voies d'excrétion, tout en concentrant leur action sur des points particuliers, comme l'indiquent les lésions pathologiques de la typhoïde, de la variole, de la dyssenterie, de la rougeole, de la peste, etc.

Les miasmes et les virus sont éminemment irritants et septiques ; lorsqu'ils sortent en grande abondance dans un seul point d'une membrane, ils y occasionnent des pustules, des aphthes, des vésicules, des bubons, des charbons, etc., qui, en s'ouvrant, forment des ulcères, qui sont plus ou moins graves suivant leur situation.

On comprend que la rétention des miasmes dans la circulation puisse occasionner des suppurations dans les vaisseaux, des oblitérations, des ecchymoses, des pétéchies de plusieurs espèces, après avoir plus ou moins dissous les fluides et altéré les solides.

Quelquefois, quand les miasmes s'échappent par les muqueuses, il s'y forme un tel travail, que ces membranes rentrent comme en suppuration, en excrétant une humeur catarrhale épaisse et abondante. Dans le choléra de 1832 j'ai vu une hydropisie ascite guérir sous l'influence de la suppuration des muqueuses.

Il est très utile que l'excrétion des miasmes et des virus se fasse dans la période dite inflammatoire, sans cela le sang se trouverait bientôt très altéré; et, comme ils sont entraî-

nés par la circulation jusque dans les capillaires des organes, ils y produiraient des symptômes secondaires, ou des désordres pro-
fonds, qui sont surtout remarquables par le
défaut de coloration et de consistance et l'état
gluant des solides, ce qui prouve la dissolution.

Une chose qui est digne de fixer l'attention, c'est l'énorme quantité d'odeurs fétides
qui s'exhalent des membranes pulmonaire et
pharyngienne dans les maladies miasmatiques.
La surface de la peau en répand aussi beaucoup; mais, dans certains cas, rien n'égale
la fétidité des matières stercorales, qui est
telle, que le malade s'en plaint lui-même.

Les sueurs présentent également une odeur
particulière, que j'ai retrouvée dans plusieurs
sortes de maladies par infection, par exemple
dans la suette, dans le typhus nerveux, la
fièvre typhoïde; je veux parler d'une odeur
analogue à celle de la souris. Je la regarde

comme d'un bon augure ; toutes les fois que le miasme se dégage par la peau, il faut être heureux de cette crise.

La peau, qui est à peu de chose près formée comme les muqueuses, a beaucoup d'analogie avec les glandes, par ses cryptes et ses orifices miliaires, d'où s'écoulent constamment les parties subtiles, séreuses et gazeuses, qui sont contraires à la nutrition.

C'est précisément cette sérosité qui tient en dissolution des principes si irritants, qu'ils développent aux surfaces excrétoires des érysipèles, des rougeurs, des vésicules, des pustules, des bubons, des parotides.

Lorsque, la peau est sèche les miasmes s'exhalent de la périphérie avec le calorique développé dans l'organisme, et qui se trouve en excès par suite de la fermentation fébrile.

Les mucus et la bile sont altérés par la présence des miasmes, leur fétidité en est la preuve ; ils ne peuvent donc que produire un effet funeste en passant dans les intestins sur les conduits absorbants et même dans les vaisseaux chilifères ; et tout en agissant d'une manière défavorable sur les surfaces intestinales, ils vont empoisonner le sang avec le chyle qu'ils ont vicié.

Voici ce qui se passe lorsque l'on a respiré des miasmes : on est incommodé, la tête est pesante et douloureuse, les réponses sont brèves et rares, on a une courbature fébrile avec disposition à la faiblesse.

Si on n'en a absorbé qu'une faible quantité, elle est rendue insensiblement par les voies excrétoires. Ceux qui vivent au milieu des miasmes en rendent journellement autant qu'ils en absorbent ; sans cela il y aurait rétention et maladie.

S'il en est parvenu dans le sang une grande quantité dans peu de temps, il se déclare ordinairement ou des vomissements copieux, ou un flux de ventre, ou même de fortes sueurs, à moins qu'il n'y ait rétention, et, dans ce cas, les sujets sont pris de maladies graves, avec leurs symptômes et leurs excrétions fétides et variées.

Je dois signaler ici les dangers qu'il y a pour les malades lorsque l'excrétion se fait par la surface intestinale, par la surface bronchique, par les glandes qui se trouvent placées près des gros troncs nerveux, artériels et veineux.

Tous les symptômes qui résultent d'une excrétion de miasmes ou de virus trop centralisée deviennent des maladies secondaires, quelquefois dangereuses, et qui compliquent d'une manière funeste la typhoïde, la variole, la peste, et pour les virus, la vérole, etc.

Il en est de même de l'épanchement de sérosité dans les ventricules du cerveau, sérosité qui participe à la putridité générale des fluides.

Les excrétions se font différemment sur les tertres et dans les pays bas, dans les saisons chaudes et dans les saisons froides.

Sur les hauteurs on observe que les excrétions se concentrent sur les membranes intérieures; de là les hémoptysies, les exhalations bronchiques et intestinales.

Dans les plaines inférieures au contraire c'est la sueur qui prédomine.

Les saisons sont aussi quelque chose relativement aux voies que prennent les excrétions; ainsi, pendant la chaleur, c'est évidemment la peau qui fonctionne davantage, tandis que, pendant les saisons froides, ce sont les membranes internes.

Aussi, dans les mois où la température est basse, on remarque beaucoup de catarrhes, de dyssenteries; il semble que les membranes intestinales et bronchiques soient chargées

5*

d'évacuer tous les produits excrémentitiels.

Mais l'été les membranes internes prennent leur humidité naturelle, et la peau répand une sueur abondante d'une forte odeur ammoniacale, mêlée parfois d'hydrogène sulfuré. Cela a lieu sur toute sa surface, et particulièrement aux centres d'excrétions, qui sont les plis naturels du corps.

Les voies d'excrétions les moins dangereuses dans les maladies sont la surface cutanée et les reins ; les excrétions par l'estomac sont plus fatigantes ; vient ensuite la voie du foie pour la bile, qui donne beaucoup de faiblesse.

Je regarde l'évacuation par la surface intestinale elle-même comme très dangereuse, par exemple dans la petite vérole, la typhoïde, etc. ; il en est ainsi de celle qui s'opère par la surface pulmonaire.

Enfin les excrétions sont de la plus haute gravité quand elles se font d'une manière

anormale dans les membranes, dans l'intérieur des séreuses, du tissu cellulaire, ou même au sein du tissu propre des organes pa-
renchymateux, sous la forme de collections
séreuses, de dépôts critiques, d'abcès multi-
ples, et de tubercules, qui sont formés de
principes en excès ou délétères, qui étaient
renfermés dans le sang, et que la nature a
voulu expulser, tout en choisissant une voie
peu favorable.

Certains cancers sont aussi, soit des pro-
ductions critiques, soit des parties fatiguées
par une excrétion qui s'y est centralisée depuis long-temps d'une manière anormale.

L'époque n'est peut-être pas éloignée où
les miasmes respirés, les humeurs altérées,
ainsi que les virus, joueront un rôle important dans la production de certaines maladies
chroniques graves.

Et alors, laissant l'immortelle doctrine de
l'irritation dans de justes bornes, on s'occu-

pera davantage de la dépuration des fluides, et
de donner au sang ses qualités voulues.

. Il est un fait qui est une véritable loi : c'est
que les douleurs nerveuses, l'irritation, l'in-
flammation, les excrétions, quelles que soient
leurs causes, se produisent le plus souvent
en se *polarisant*, c'est-à-dire en se montrant
par points, dans un ou plusieurs endroits. Il est
donc utile que le médecin s'en rende maître,
afin d'éviter les écarts de la nature.

Identité et rapports des maladies occasionnées par les émanations, les virus, et les humeurs viciées.

Les différentes maladies par infection ont
des ressemblances évidentes sous le double
rapport de leurs causes et de leurs symptômes.

Ces maladies sont produites par des miasmes, des virus ou des humeurs viciées; principes gazeux ou liquides, mais toujours plus
ou moins délétères qui, une fois dans la cir-

culation, se comportent de la même manière.

Un air fétide, des viandes gâtées prises comme aliments, de la matière animale putride inoculée, des humeurs excrémentitielles viciées, produiront des maladies par infection qui auront les plus grands rapports.

Enfin les maladies par infection sont identiques dans leurs causes en cela que leurs principes, quoique différents sous certains points, sont toujours délétères.

Dans les typhus, les fièvres éruptives, etc., on retrouve l'action d'un principe anormal et dangereux.

Si les principes n'avaient pas varié dans leur composition, les maladies par infection se seraient renfermées dans une seule.

Alors nous aurions eu, ou toujours le typhus, ou toujours la variole. Il n'en est pas ainsi, et il a fallu que ces principes et ces maladies suivissent la règle de la variété.

Ainsi les maladies qui nous occupent doivent avoir des physionomies différentes et constantes, étant produites par des principes différents et arrêtés.

Les symptômes généraux des maladies par infection se rapprochent beaucoup; ainsi, au début de ces affections, on observe des alternatives de froid et de chaleur, ou un tremblement nerveux sans froid, un malaise, de la lassitude, un sommeil agité; la tête est pesante, on éprouve différents désirs, la langue est sale.

Plus tard, on a des anxiétés, des douleurs de tête très fortes, de la soif; la peau est sèche, âcre ou brûlante; suivant la maladie, sueurs, déjections intestinales, vomissements ou éruption.

Si ces excrétions manquent, délire, stupeur, pétéchies, urine rare ou supprimée, haleine fétide, langue sèche ou humide, dont l'enduit varie du blanc au noir, hémorragies, diarrhée, sens hébétés ou exagérés, convulsions des muscles, éruption des parotides, d'abcès critiques, sueurs visqueuses, soubre-sauts, hoquet, mort, ou amendement subit des symptômes à la suite d'une crise.

Ces symptômes peuvent se rapporter aux maladies par infection.

La suette miliaire tient le milieu entre les typhus et les fièvres éruptives, pour les symp-tômes généraux.

Ainsi l'on voit que ces maladies, qui, d'ailleurs, ne suivent pas toujours pas à pas et exactement cette marche, ont de bien grands rapports entre elles, qui éclairent facilement sur l'identité de leur nature.

Nous allons voir maintenant que le traite-ment doit être analogue dans ces différentes affections.

Il est bien reconnu que des principes nui-sibles, souvent mortels, existent au sein de l'économie, dans les maladies par infection; les symptômes généraux et locaux nous les

montrent avec évidence; principes variables
et parfois insaisissables, qui agissent quelquefois avec tant de puissance sur le sang et l'innervation, qu'ils tuent en quelques heures.

Nous avons dit que la rétention de ces principes, causait la mort, ou au moins une
maladie grave;

Que si la nature produisait une crise, il
y avait convalescence.

Ces choses étant reconnues, le médecin doit,
dans toutes les maladies par infection, faciliter
l'excrétion du principe morbifique, ou la produire artificiellement par le moyen des remèdes;
sans cela il fera la médecine du symptôme.

Il combattra l'irritation et la faiblesse; mais
il ne réussira pas par les antiphlogistiques
d'abord, et les toniques en second lieu, parce
que, d'un côté, il ne s'adressera point à la
cause, et que, de l'autre, le sang et les
fluides seront trop altérés; alors la guérison
des maladies sera due au hazard.

Il faut donc qu'il évacue le principe délétère ; il ne doit pas se contenter des antiphlogistiques de la doctrine de l'irritation, qu'il faut employer ou suivre avec intelligence.

Ainsi l'on voit, que les maladies par infection ont des rapports, quant à leurs causes, leurs symptômes et leur traitement.

Etat de l'organisme après l'excrétion des principes délétères.

Il ne faut pas croire qu'une fois l'excrétion des matières morbifiques opérée, les organes soient tout à coup dans leur état naturel, et que leurs fonctions ne soient point encore troublées pendant quelque temps.

Car il faut considérer deux choses dans les maladies par infection : l'empoisonnement par le miasme ou le virus, qui cesse aussitôt que l'on a évacué le principe nuisible, et l'état maladif des organes après l'expulsion de ce principe.

En effet, les désordres qui sont survenus dans les fluides, et dans le sang en particulier, et qui persistent après l'évacuation du principe morbide, ont besoin d'être réparés ; les solides ont aussi reçu des atteintes très fortes, et doivent participer au remaniement général de composition.

La matière délétère a quelquefois produit de graves lésions : alors tous les fluides devront reprendre leur état primitif de consistance ou de liquidité, les globules du sang leur forme ; les membranes qui, pendant l'excrétion de l'agent septique, s'étaient enflammées et ulcérées, doivent être cicatrisées et guéries ; après cela la convalescence est entière.

Tous les symptômes qui se trouvent aux endroits où s'est polarisée la crise d'excrétion, tels que les bubons, les pustules, les parotides, les abcès critiques, etc., constituent souvent des maladies secondaires ou symptomatiques qui compromettent plus la vie du malade que le ferment délétère lui-même qui s'était introduit dans l'économie.

Il faut faire attention que, bien qu'il ne reste plus de matière septique dans l'organisme, il peut exister des symptômes exagérés d'évacuation, d'apparence critique, soit à la peau, aux bronches ou à l'intestin, sous forme de sueurs, de crachats ou de diarrhées, etc., qu'il est nécessaire de réprimer.

D'abord, ces symptômes d'évacuation ne sont que des phénomènes critiques; mais plus tard ils n'existent que par l'irritation ou la faiblesse, suivant les cas, en simulant des crises, et constituent un véritable état de colliquation qui est occasionné par un sang altéré et non assimilable.

Dans beaucoup de circonstances, si on laisse arriver la maladie à la période colliquative, il ne sera plus possible de guérir; l'organisme étant bourré de parties inutiles, parce qu'elles ne sont pas nutritives, les liquides et les solides diminueront d'une manière progressive.

Si avec cela le sujet a des lésions qui contre-indiquent la nourriture, comme alors il ne fera plus de chyle pour l'hématose, il devra nécessairement mourir.

Il faut donc évacuer les principes délétères, et même les principes en excès, le plus tôt possible, afin que les parties fluides soient moins altérées.

Après l'action des agents vénéneux dont nous parlons, on observe des spasmes de toute espèce, une grande faiblesse, quelquefois un épanchement dans les ventricules du cerveau qui fait pousser au malade des cris caractéristiques appelés hydrancéphaliques.

Chez d'autres ce sera le délire ou des divagations. Le coma, espèce d'état nerveux analogue à l'extase, se développe chez quelques uns. On voit également des pétéchies, la cyanose, des ecchymoses, un état d'apparence scorbutique qui tient à la dissolution du sang.

J'ai vu, à la suite de la résorption du pus fétide d'un ulcère, le sang ne plus avoir de partie rouge, être d'une couleur claire, limpide, jaunâtre, et mêlé de graisse, devenue huileuse: cette sorte de sang avait éprouvé une dissolution particulière.

L'état adynamique est souvent occasionné par une suppuration interne des vaisseaux et la dissolution du sang.

Enfin je puis indiquer ici les symptômes des excrétions des différentes maladies par infection ; tels sont : les fausses membranes dans les bronches, le larynx, etc. ; les glaires, la fétidité des excrétions, les sueurs, les sudaminas, les pustules, les vésicules, les bubons, les anthrax, les charbons, les érysipèles, les dépôts critiques, les diarrhées ; à cela il faut ajouter les aphthes, les ulcérations, les sécrétions de pus et de matières épaisses dans la substance même des organes, etc., etc.

Du quinquina et de ses effets.

La loi de propagation veut la loi de destruction ; sans cette dernière, il y aurait eu tôt ou tard trop d'animaux et de végétaux sur le sol. L'insecte naît, se reproduit et meurt ; mais, ainsi que les animaux supérieurs, l'homme a la prérogative de rester jusqu'à usure complète de ses organes, à moins qu'il ne soit enlevé par accident.

Au nombre des maladies qui moissonnent la race humaine il faut placer les *maladies par infection*, que l'homme contracte tout aussi bien au sein des centres de civilisation qu'il a formés que dans les régions insalubres et sauvages.

Quoi qu'il en soit, la nature n'a pas voulu toujours détruire, et dans quelques circonstances elle emploie les crises ou les évacuations pour expulser de l'économie les principes nuisibles et ramener les êtres à la santé.

Pour donner une juste idée des crises, voici trois faits que j'ai observés dans l'épidémie de choléra si meurtrière de 1832 à Rochefort.

Une domestique âgée de 40 ans est saisie de faiblesse ; elle devient froide, elle a des parties cyanosées ; pas d'évacuations, rétention évidente du principe miasmatique ; saignée, etc. ; les symptômes s'amendent, des selles viennent ; guérison. J'ai cité ce fait pour qu'on puisse le comparer aux deux suivants :

Dans la même maison, le maître éprouve une indisposition depuis quelques jours, il est faible ; tout à coup il est pris de sueurs abondantes, il demande plusieurs chemises ; les sueurs persistent jusque dans la nuit ; le lendemain guérison.

Le fils éprouve un ébranlement sans douleur, et une espèce de faiblesse avec diminution de chaleur sans froid ; il sent qu'il se passe quelque chose en lui ; cependant il continue ses affaires comme son père. Le soir il est pris tout à coup de diarrhée jaune, il remplit sans désemparer trois pleins vases ; il prend quelques cuillerées de potion avec laudanum de Sydenham 15 gouttes ; le lendemain il se lève et n'éprouve plus rien. Voilà deux faits dans lesquels il n'y a pas eu rétention de la matière septique ; les crises ont sauvé ces deux personnes.

Pour faire ressortir l'utilité des crises qui évacuent les miasmes dans les maladies par infection, je vais citer un fait de rétention complète. On apporte un soldat à l'hôpital de la marine ; il vient d'être pris il y a à peine un quart d'heure (choléra de 1834), il est dans une agitation extrême, il est froid ; il a des mouvements convulsifs ; pas d'évacuation ni par les sueurs, ni par les autres voies. On essaie différents moyens, mais tous sont inefficaces. Mort en trois quarts d'heure d'un choléra dit nerveux.

Voici un fait de rétention du principe morbide : c'était un beau jeune homme qui devait être plein de vigueur ; il n'avait pas d'autre mal qu'un principe délétère retenu dans le sang, et qui s'est comporté comme un véritable poison.

Je pourrais donner une foule d'exemples semblables pris dans les différentes maladies par infection. Ceux-ci suffisent et montrent évidemment combien les crises sont bienfaisantes ; seulement, comme elles s'opèrent par toutes les voies d'excrétion, et même, malheureusement, au sein des organes et dans l'intérieur des tissus, il faut que le médecin les dirige par les voies les plus heureuses ou qui présentent le moins de danger.

Pour cela il fallait un moyen : je l'ai trouvé dans l'écorce du quinquina, dont je vais parler.

Le quinquina est une écorce qui provient

d'un grand nombre d'arbres et d'arbrisseaux de la pentandrie-monogynie de Linnée et de la famille des rubiacées de Jussieu, originaires des provinces de Popayan et Quito, etc., dans l'Amérique méridionale.

Il est connu sous le nom de kina-kina ou de quinquina, d'écorce du Pérou, et de *cortex peruvianus*.

On rapporte dans Ferrein (*Mat. méd.*, t. III, p. 216) l'histoire de la découverte de la vertu du quinquina par les Espagnols :

« Il arriva, dit-il, que la femme du vice-roi de Lima, capitale du Pérou, fut attaquée d'une double tierce violente très dangereuse, maladie épidémique dans ce pays. Le bruit de sa maladie se répandit dans toute la ville et les environs et parvint jusqu'à Lexa. Un Espagnol, gouverneur de cet endroit, écrivit au vice-roi pour lui faire savoir qu'il était possesseur d'un secret par le moyen duquel il répondait de rendre la santé à sa femme. En effet, la dame guérit en peu de temps. »

On donna à ce remède le nom de poudre de la Comtesse. Il acquit une grande réputation dans la ville de Lima et dans toute l'Amérique espagnole. Le vice-roi quittant l'Inde pour retourner en Espagne, les propriétés de l'écorce se répandaient partout où il passait.

C'est en 1740 que Jean d'el Vego, médecin de ce vice-roi, qui s'appelait d'El Cinchon, apporta à Séville une grande quantité de quinquina ; on l'employa sous le nom de poudre de la Comtesse. (Linnée consacra le nom de cette dame en appelant Cinchona les arbres qui donnent les divers quinquinas.)

Les Jésuites, ayant remarqué ses avantages, le vendirent sous le nom de poudre des Pères. Le cardinal de Lugo en fit distribuer aux pauvres de Rome. Et tandis qu'en Italie on l'appelait poudre du Cardinal, les Espagnols lui donnaient le nom de Cascarilla, qui veut dire écorce.

Bientôt il fut connu en France, en Angleterre et dans l'Europe entière. Il prenait en France la dénomination de poudre de l'Anglais ou de Talbot, parce que Louis XIV l'avait fait acheter à un Anglais de ce nom. Mais le mot de quinquina fut adopté pour désigner cette écorce, d'après celui de kina que lui donnaient les indigènes.

Sébastien Baldo, médecin du cardinal de Lugo, écrivit le premier sur cette substance; aussi son nom est-il attaché à la découverte de ce médicament, qui est la véritable manne des fiévreux.

Ses succès se répandaient partout. Les médecins, admirateurs de Galien, écrivirent pour le déprécier. Bientôt, cependant, les bienfaits de cette écorce précieuse étonnèrent tellement les savants, qu'il fallut bien l'accueillir comme un remède de première nécessité. Enfin l'on constata sa vertu antipériodique, et sa vertu antiputride dans la gangrène et les ulcères de mauvaise nature.

Les chimistes, frappés des effets de cette substance, la soumirent à l'analyse. Parmi eux se trouve Buquet, qui y découvrit un principe gommeux et des matières colorantes. Fourcroy y rencontra une matière résineuse et une matière rouge. Vitet, de Lyon, fit apprécier le quinquina jaune, et le trouva riche en principes gommeux, résineux et aromatiques. Vauquelin et Séguin firent encore de beaux travaux sur le quinquina.

Dès ce moment, l'étude chimique du quinquina prend un degré supérieur d'intérêt ; Deschamps isole l'acide kinique, qui fut considéré comme le principe actif de l'écorce du Pérou. Plus tard, Reuss, Duncan et Gomès, signalèrent l'existence d'un principe que ce dernier appela cinchonin.

Ce fut alors que MM. Pelletier et Caventou, s'occupant d'une analyse du quinquina, enlevèrent au cinchonin de M. Gomès la matière grasse, et firent connaître la cinchonine, puis la quinine. Quelques travaux furent faits depuis ; mais il était inutile d'en parler ici ; seulement MM. Pelletier et Caventou ont acquis des droits à la reconnaissance du monde entier par la découverte du sulfate de quinine, dont l'action est bien connue dans les fièvres intermittentes et pernicieuses !

Cinq espèces de quinquina, dont trois sont plus communes, se trouvent répandues dans le commerce. On les désigne, d'après leur couleur, sous les noms de quinquina blanc, gris, jaune, rouge et orangé. Les quinquinas rouge, gris et jaune, qui sont les plus employés, attireront seulement notre attention.

Voici en résumé quelles sont les substances reconnues dans ces trois sortes de quinquinas d'après l'analyse que MM. Pelletier et Caventou ont faite de ces écorces.

« 1° Le quinquina gris : de la cinchonine unie à l'acide kinique, de la matière grasse verte de Laubert, de la matière colorante rouge (rouge cinchonique), de la matière colorante rouge soluble (tannin), de la matière colorante jaune, du kinate de chaux, de la gomme, de l'amidon, du ligneux. Selon M. Sarreau, on trouverait en outre dans ce quinquina le cinqmillionième de son poids de cuivre. Cette quantité ne saurait avoir d'influence sur l'économie.

» 2° Le quinquina jaune : de la quinine, du kinate acide de quinine, du rouge cinchonique, de la matière colorante rouge soluble (tannin), de la matière grasse, du kinate de chaux, de l'amidon, du ligneux, de la matière colorante jaune.

» 3° Le quinquina rouge : kinate acide de quinine et de cinchonine, kinate acide de chaux, du rouge cinchonique, de la matière colorante rouge soluble (tannin), de la matière colorante jaune, du ligneux, de l'amidon. » (*Annales de chimie*, t. XV, p. 289.)

Par ces analyses on voit que l'écorce des

quinquinas constitue réellement un médicament riche en principes, et qui doit nécessairement avoir une action puissante sur l'économie.

On fait avec l'écorce de quinquina des macérations, des décoctions, des infusions, qui servent à préparer des sirops et des extraits : elles se font à l'eau, au vin, ou à l'alcool ; on fait également une bière de quinquina.

A l'aide de ces préparations, on obtient des effets admirables dans les maladies par infection ; et comme elles ont des propriétés particulières et qu'elles sont plus ou moins actives, elles doivent être appliquées suivant les circonstances. Il est donc utile de savoir bien approprier à chaque maladie ou à chaque circonstance des maladies les préparations de l'écorce du Pérou.

Aussitôt qu'on eut découvert le quinquina, on reconnut sa propriété antipériodique, que tout le monde a constatée en l'employant dans es fièvres intermittentes.

On le considéra comme antiputride, à cause de ses parties astringentes.

Sydenham remarqua qu'il faisait cesser l'irritabilité générale, et par conséquent qu'il était fortifiant; il le crut aussi purgatif dans certains cas.

De nos jours il est vanté comme tonique dans toutes les maladies où il existe de la faiblesse.

Pour mon compte, j'ai souvent fait cesser des douleurs goutteuses et nerveuses par son emploi; alors il s'est montré tempérant.

Enfin j'ai observé qu'il chassait par les voies excrétoires tous les agents délétères contenus dans l'organisme; qu'il agissait sur le sang et sur la fibre par son principe astringent, et arrêtait ainsi leur dissolution.

Tandis que par son principe amer il forçait les matériaux nuisibles ou inutiles qui existaient dans le sang à sortir au dehors par une espèce de *déplacement*, et les entraînait avec lui aux surfaces d'excrétion.

Beaucoup de médicaments opèrent sur le sang par déplacement, et c'est une chose avantageuse que d'évacuer de l'économie un principe nuisible au moyen d'un autre principe qui ne l'est point, et qui est d'une facile excrétion.

Je donne à cette manière d'agir, qui est vraiment mécanique, le nom de *méthode de déplacement*, tout en tenant compte des effets chimiques des agents médicamenteux.

J'administre le quinquina dans la période *fébrile* des typhus, des typhoïdes, et dès les premiers symptômes de ces maladies, de même que dans les périodes *d'incubation* et *fébrile* des fièvres éruptives.

La quinquina produit des excrétions par toutes les voies, mais le plus souvent c'est par la peau.

Lorsqu'un malade se confie à mes soins, dans quelque période qu'il soit d'une maladie par infection, je commence toujours, après lés précautions que j'ai indiquées, par lui donner le quinquina, pour le débarrasser des parties nuisibles qui seraient demeurées dans ses fluides, puis je traite les lésions secondaires occasionnées par le principe délétère.

Si les principes miasmatiques ont complétement dissous le sang, le quinquina ne peut rien, les malades sont voués à la mort : car ce principe médicamenteux ne peut pas fournir des matériaux à l'hématose ; il est un *sudo-éruptif-évacuant.*

Pour obtenir ses effets physiologiques il faut savoir diminuer l'éréthisme et la tension des organes excréteurs.

Le quinquina sous la forme de *sirop aqueux* est préférable à toutes ses autres préparations, parce que de cette manière il est complétement absorbé dans un temps très court ; et sous cette forme il est très agréable à prendre.

Associée à la gentiane, aux amers, à la

digitale , à l'opium , au fer, à la valériane , an musc , etc., l'écorce du Pérou m'a fait obtenir des guérisons fort remarquables dans différentes affections.

Les auteurs sont remplis d'observations de guérison de maladies périodiques par le quinquina. Voyez entre autres *Casimir Medicus*, par Lefèvre, page 341 (*Mal, pério*).

Comme je l'ai déjà dit dans le cours de ce travail , les causes des typhus , de la typhoïde , de la suette miliaire, de la rougeole , de la scarlatine, de la variole, etc., etc., sont les miasmes ou les virus. Ces maladies reçoivent leur nom du symptôme prédominant.

Pour mon compte je les nomme *maladies par infection*, pour en former une seule classe, qui indique qu'on doit les traiter par les mêmes moyens.

En effet , quels que soient les principes nuisibles introduits ou existant dans l'économie, il faut d'abord les évacuer, car tous portent le désordre en viciant les fluides, en agissant sur le système nerveux, et en produisant des symptômes secondaires.

Après avoir débarrassé le corps des principes nuisibles, c'est-à-dire après avoir fait cesser l'*empoisonnement*, il reste encore à traiter les *symptômes secondaires*, ou les lésions pathologiques qui ont été produites par ces principes.

Alors le traitement varie pour chaque symptôme; ainsi l'on agira de différentes manières pour les lésions du sang, pour les épanchements cérébraux, pour les dépôts critiques, etc., qui constituent de véritables maladies secondaires.

Le quinquina ici n'est donc utile que pour dépurer le sang. Pour les symptômes secondaires il est peu de chose, à moins qu'il n'y ait résorption de matière putride ou de pus; dans ce cas, donné à l'intérieur, comme je l'ai dit, il produira toujours son effet.

Si on le met en substance sur un ulcère, il ne fera que peu d'effet sur lui, et rien sur la circulation, car il ne sera pas absorbé. Voilà pourquoi des praticiens ignorant son effet sudo-éruptif l'avaient décrédité. Ensuite il faut tenir compte des lésions trop graves qui empêchent, non pas son action, mais la guérison.

Si dans les maladies typhiques il produit la sueur ou une évacuation quelconque, dans les maladies éruptives il développe l'éruption, et la fait reparaître lorsque, par imprudence, le malade l'avait fait rentrer.

Sous son influence on n'observe jamais de ces varioles et de ces rougeoles traînantes, qui viennent aujourd'hui, disparaissent, pour revenir quelques jours après; il fait excréter la matière virulente, et, une fois sortie, on rentre en convalescence.

Le quinquina est aussi utile dans les maladies par infection pour dépurer le sang que la saignée dans les congestions et les maladies par refroidissement, où elle empêche la centralisation du sang dans les organes.

Je donne le quinquina en sirop aqueux, depuis la plus faible dose jusqu'à une once par jour, suivant les âges, la force et le tempérament ; aucune lésion ne m'a paru le contre-indiquer.

Voici comment je m'y prends : après avoir fait laver les gros intestins par un lavement rendu piquant au moyen du sel marin, ce qui fait évacuer toutes les matières fétides contenues dans le cœcum, et après avoir diminué l'éréthisme au moyen de la saignée légère, du bain ou du musc, suivant que le sujet est sanguin, faible ou nerveux, je lui donne une première dose de sirop de quinquina. Le lendemain je recommence, et ainsi de suite. Si des sueurs ou des évacuations ne viennent pas, je cesse le quinquina, je diminue l'éréthisme, et les crises paraissent. Dans la plupart des cas ce sont des sueurs.

Il est utile dans certaines circonstances de ne pas développer la crise trop vite, il est mieux de la continuer plus long-temps; pour cela on diminue ou on suspend le quinquina.

Aussitôt que la crise d'évacuation se produit le malade se trouve mieux, et, une fois que tous les principes sont évacués, il se plaint de la faim ou de l'ennui d'être malade; c'est alors que je donne du vin, du bouillon, s'il n'y a rien à l'intestin, et le malade est promptement rétabli.

Pendant l'emploi du quinquina il faut tenir le gros intestin et la bouche très propres.

Le gros intestin, afin qu'il n'y séjourne aucune exhalation fétide. Pour cela je me sers avec beaucoup d'avantages du chlorure de sodium, sel marin, que je dose suivant que je veux donner un lavement purgatif, ou simplement évacuant; ce sel est tonique et désinfectant.

Quant à la bouche, qui est si fétide à cause

de la grande quantité de follicules excréteurs, je la fais laver avec de l'eau de citron et une brosse à dents , afin que l'odeur puante qu'elle répand n'aille pas infecter de nouveau le sang en passant par la respiration.

Dans les cas extrêmes, quand les crises sont colliquatives, j'emploie le quinquina, soit à la peau, soit en lavement. Alors ce sont des décoctions plus ou moins concentrées, ou des alcoolats, qui agissent en resserrant les tissus par leurs propriétés astringentes ou toniques.

Maintenant, pour faire ressortir les effets salutaires du quinquina, employé à l'intérieur dans les périodes d'incubation et fébrile des maladies par infection comme sudo-éruptif-évacuant, je vais rapporter quelques observations types et variées pour exemple; et, n'en donnant que la substance, j'espère ne pas être ennuyeux.

8

FAITS RELATIFS

AUX

MALADIES PAR INFECTION

ET A L'EMPLOI DU QUINQUINA

DANS LEURS PÉRIODES FÉBRILE ET D'INCUBATION.

1ᵉʳ Fait. — *Guérison.*

Mˡˡᵉ X...., âgée de 40 ans, femme de charge, est prise de mal de tête avec lassitude générale ; teint décoloré, faiblesse, haleine fétide, vents infects. Elle couche dans un réduit où elle a juste la place d'un petit lit et d'une chaise ; elle respire dans ce cabinet un air chaud et malsain ; elle dit qu'elle est obligée de se lever plusieurs fois pendant la nuit et d'ouvrir sa fenêtre pour avoir de l'air ; elle est très indisposée.

Elle me fait appeler le 5 mai 1842 pour une perte utérine, et je la trouve dans l'état que je viens de décrire. Cette perte n'est qu'une crise que la nature a développée pour chasser de l'économie les principes délétères que Mademoiselle X... respirait dans le cloaque où elle couchait, et qui s'exhalaient de son corps ou de ses excrétions.

Cette affection est un empoisonnement miasmatique produit par le défaut d'espace. C'est une légère typhoïde.

Prescriptions : Changer de chambre, en prendre une spacieuse ; remède évacuatif, collutoire au citron, sirop de quinquina, sueurs, le 6 ; quinquina, sueurs, mêmes prescriptions jusqu'au 8 ; convalescence le 9. La perte utérine alla toujours en diminuant.

2ᵉ Fait. — *Fièvre typhoïde. Guérison.*

M. M..., à Paris, âgé de 28 ans, vint à ma consultation le 27 juin 1842. Il ressemblait à un homme ivre, sa tête était pesante et douloureuse ; il était malade depuis quelques jours, et se plaignait d'être très fatigué ; il venait me demander de le soulager.

La figure est décomposée, l'haleine est des plus fétides ; au prime abord on voit qu'il est sous le coup d'une typhoïde intense. Il répond à peine aux demandes, il est hébété ; son idée fixe est que sa femme l'a rendu malade par ses assiduités.

Il prenait ses repas dans une gargote, où il mangeait souvent des viandes avancées ; plusieurs fois il fut obligé d'en laisser sur son assiette.

Le ventre est balonné ; diarrhée fétide ; urine rare, de la couleur et de l'odeur du bouillon gras ; peau sèche et chaude, éréthisme, tête prise.

Prescriptions : Glace sur la tête au début, saignée légère, remède évacuatif au chlorure de sodium, déjections putrides noires et jaunes , collutoire citrique, le 29 , remède évacuatif, quinquina, sueurs légères ; jusqu'au 12 juillet le quinquina est donné tous les deux jours ; les sueurs viennent en abondance , elles sont fétides , et cessent vers le 10.

Le malade est très bien , la tête est libre ; un parent vient le voir avec son médecin , et lui fait donner à manger. Indigestion de bouillon , qui entrave la convalescence.

Réflexions : Le 10 juillet les particules putrides qui avaient été absorbées étaient complétement évacuées ; mais il restait à l'intestin des ulcérations, et dans le sang des lésions graves, produites par la matière putride ; il fallait donc donner à ces lésions le temps de se réparer avant d'accorder de la nourriture. Sans les ulcérations intestinales le malade aurait supporté les aliments. Boissons gommeuses , vésicatoire. Convalescence le 20 juillet.

3ᵉ FAIT. — *Guérison par une crise naturelle.*

M. L..., habitant de Paris, rentier, âgé de 50 ans, me fait appeler en toute hâte le 1ᵉʳ août 1843. Il venait de faire un repas dans un riche restaurant. Voici l'histoire : une heure environ après ce repas il fut pris en pleine rue d'un vomissement de sang copieux, il devint très faible et très malade ; on le soutint, et on l'amena chez lui dans un fiacre.

A son arrivée il fut pris de nouveau d'un vomissement de sang à pleine cuvette, et il continuait à
avoir envie de vomir. J'arrivai après ce vomissement
de sang. Ce Monsieur me dit qu'il avait déjeûné avec
un seul et gros morceau de turbot qui était très
avancé, mais que la sauce masquait bien l'odeur.

Il se plaignait à chaque instant du goût du turbot,
qu'il avait constamment à la bouche et dans ses renvois.

Réflexions : Voici un empoisonnement bien grave
qui a été enrayé par le vomissement de sang; crise
heureuse, quoique inquiétante.

Si la matière putride de ce poisson était demeurée
dans le sang, s'il y avait eu rétention, une fièvre putride des plus dangereuses se serait développée, le
quinquina aurait produit les effets que j'ai signalés.

Mais dans cette circonstance un lavement évacuatif
et du vin chaud furent prescrits, ainsi que du bouillon,
pour restaurer le malade; le quinquina était inutile.

4ᵉ Fait. — *Guérison.*

Mᵐᵉ G..., âgée de 49 ans, forte et bien consti-
tuée, nerveuse, vient de soigner le 15 août une personne qui était atteinte de la fièvre typhoïde. Elle as-
sure avoir respiré auprès de ce malade *des odeurs
très infectes* qui l'ont incommodé.

Voici son état : tête lourde, douloureuse ; tenta-
tives continuelles de vomissement, yeux enfoncés et

8*

cernés, face stupide , crainte dans toutes les démon-
strations , haleine fétide , langue jaune-brun , peau
sèche, urine rare, rougeâtre, frissons, circulation à
50. Le ventre est dans l'état naturel, cependant il y
a constipation.

Prescriptions : Lavements évacuatifs au chlorure
de sodium , saignée légère, musc incorporé dans la
potion, sirop de quinquina , sueurs, continuation du
quinquina : les sueurs deviennent abondantes, la tête
se débarrasse, la malade se trouve bien, les sueurs
cessent , suspension du sirop. Application d'un ré-
vulsif à la base de la poitrine, convalescence le 30.

Réflexions : Cette maladie a été produite par un
principe fétide respiré, c'est une sorte de typhus.
L'alimentation de cette dame était très saine et sa
santé satisfaisante à l'époque où elle a commencé à
demeurer près du malade; le quinquina a produit ici
les meilleurs effets.

A la suite de ces empoisonnements il y a toujours
un temps nécessaire à la réparation des fluides et des
solides dissous ou fatigués, c'est ce qui fait que dans
certains cas les malades ne sont pas complétement
guéris aussitôt que les principes délétères ont été
évacués.

5e **Fait.** — *Typhus. Guérison.*

Mlle **V...,** âgée de 10 ans, brune, tempérament

sanguin, est tellement indisposée le 30 août 1842, que sa mère me fait demander.

Cette jeune demoiselle a des frissons nerveux sans froid, des douleurs à la tête, de la somnolence; la face est hébétée, le pouls est très vif, l'haleine est fétide, l'urine est supprimée, les garderobes sont très fétides et très dures; envies de vomir assez fréquentes, ventre tendu et dur, peau chaude et sèche, bronchite intense, épistaxis.

La mère avait donné depuis trois jours de la limonade et des remèdes à l'eau de guimauve, et la petite malade avait toujours été plus indisposée.

Prescriptions : Remède évacuatif, légère saignée, sirop de quinquina, la sueur commence; continuation du quinquina les jours suivants; sueurs fortes; j'arrête l'épistaxis, qui se renouvelle, par des injections d'eau froide dans le nez; continuation du quinquina, une petite évacuation alvine vient en même temps que les dernières sueurs, et le 8 septembre l'enfant entre en convalescence.

Réflexions : Cette observation montre une infection du sang par encombrement, car la petite fille couchait avec deux autres enfants, son père et sa mère, dans une chambre étroite. La nourriture était succulente et saine, l'état moral satisfaisant au moment de la maladie. L'enfant ne sortait pas. Au reste dans cette chambrée tous se plaignaient du mauvais air de la nuit.

Ici la nature a développé une crise par la voie des bronches et de la pituitaire pour évacuer la matière fétide respirée; mais, ne pouvant se satisfaire par cette voie, il y avait rétention d'une partie du miasme; de là les symptômes typhiques.

Le quinquina est venu aider par les sueurs et l'évacuation bilieuse; la bronchite symptomatique s'est calmée, et tout est rentré dans l'ordre.

6e Fait. — *Guérison.*

Je fus appelé le 28 décembre 1842 par Mlle E. R., âgée de 25 ans. Elle présentait des phénomènes typhiques très affligeants, tels que stupeur, mal de tête, frayeur, haleine fétide, urines suspendues, fermentation générale; peau asséz humide, etc.

Prescriptions : Remède évacuatif, sirop de quinquina et sirop de gentiane *ana*, 8 grammes; sueurs fétides, continuation le lendemain; les sueurs cessent le soir; convalescence; aliments.

Dans ce cas la malade avait respiré la mauvaise odeur qui s'échappait d'un plomb (c'est une sorte d'égout des maisons). La peau étant douce au toucher et la fibre ne présentant point d'éréthisme, j'ordonnai le quinquina sans préparation; son effet thérapeutique ne tarda point à se montrer.

Réflexions : Combien de phénomènes typhiques gagnés par des personnes faibles dans des appartements trop bien fermés n'ai-je point guéris par cette simple médication !

7ᵉ FAIT. — *Guérison.*

Le père de la jeune personne de la cinquième observation me fait demander le 11 avril 1843.

C'est un homme fort, âgé de 40 ans. Il est pris de phénomènes typhiques; tête lourde, yeux fixes, ris hébétés, langue recouverte d'un enduit jaune-brun, haleine fétide, urines suspendues, peau brûlante et sèche; aucune crise, et par conséquent rétention du miasme.

Prescriptions : Saignée, remède évacuatif, sirop de quinquina, jusqu'au 15; sueurs fétides, convalescence ce jour-là.

Ce Monsieur, pour ne pas y revenir, fut pris des mêmes symptômes le 21 mai 1844. Il guérit par le même traitement. Dans ce cas il n'eut point besoin d'être saigné, la peau était bonne.

Réflexions : Ainsi, dans la même maladie, chez la même personne, le quinquina a produit des effets thérapeutiques importants deux fois de suite.

8ᵉ FAIT. — *Guérison.*

M. B..., âgé de 50 ans, brun et bilieux, a une nourriture saine; son appartement, situé rue du Mont-Thabor, est aéré: il y règne une grande propreté.

Il va tous les jours à Bercy en suivant la Seine; il respire l'air brumeux et méphitique du matin, il se sent incommodé depuis quelque temps, il a eu plusieurs fois des envies de vomir et des faiblesses.

Appelé le 27 novembre, je trouve le malade couché; il a de continuelles envies de vomir, la tête est lourde et très douloureuse, la face est décomposée, le jugement est perverti, il fait et dit des choses qui sont de véritables divagations; on voit qu'il y a réaction au cerveau. L'haleine est infecte, la langue est caractéristique, le ventre est tendu; les urines sont assez copieuses, mais elles sont rouges, chaudes, et présentent l'odeur de bouillon. Les matières fécales sont tellement dures, qu'elles ne peuvent être rendues; la peau est chaude et sèche; éréthisme développé.

Prescriptions : Remède évacuatif matin et soir, saignée légère, glace sur la tête au début, selles énormes et fétides, potion de quinquina et de gentiane, sueurs, potion de quinquina, tous les deux jours lavement évacuatif, sueurs copieuses et fétides; le 11 décembre, vésicatoire pour faciliter la composition en enlevant l'irritation générale; le 17, convalescence.

Réflexions : Voici un empoisonnement miasmatique arrivé par la respiration. La crise se faisait par les membranes intestinales et le foie; mais, comme il y avait un bouchon de matières, le tout était retenu dans les colons; du reste la crise était insuffisante. Le quinquina a évacué les principes délétères par la sueur. Cette maladie est encore un typhus.

9ᵉ Fait. — *Guérison.*

Le 10 mai 1844 le jeune B..., âgé de 12 ans, qui fait ses études, est pris de symptômes d'infection dus à l'encombrement; il couche avec son frère, sa mère et son père, dans une chambre peu spacieuse. L'enfant est fort et sanguin.

Voici son état: tête lourde, face vultueuse, yeux congestionnés, envies de vomir, odeur fétide de la bouche, impatience, urines rares, frissons au début, ventre tendu, excréments naturels, peau chaude et sèche.

Prescriptions : Lavement légèrement chloruré (chlorure de sodium; s. m.); selles fétides, copieuses; saignée légère, sirop de quinquina, sueurs abondantes; continuation du quinquina; convalescence le 14.

10ᵉ Fait. — *Mort.*

M. ***, âgé de 16 ans, garçon confiseur, tempérament lymphatique, couche dans une chambre avec un autre garçon. Cette chambre est très insalubre, il y existe constamment une odeur infecte qui s'échappe des lieux et d'un plomb.

Ces deux jeunes gens sont pris en même temps, l'un meurt au bout de dix jours à l'hospice.

Le 19 mai 1844 je suis appelé pour celui-ci : sa tête est lourde, ses traits sont décomposés, la bouche est béante, souffle fétide, ses bras sont pendants, le ventre est assez bien, la peau haliteuse, expectoration bronchique, léger épitaxis, diarrhées, urines un peu rouges et assez copieuses, faible douleur au niveau du colon transverse.

Prescriptions : Lavement évacuatif, collutoire, quinquina, sueurs; continuation du sirop de quinquina les jours suivants; les sueurs deviennent abondantes; l'enfant est mieux : il parle, il joue sur son lit avec un oiseau; la douleur fixée dans la région hépatique devient plus forte, le malade s'en plaint beaucoup. Craignant un abcès critique dans cette région, j'ordonne six sangsues sur la partie douloureuse.

A mon arrivée le soir le pauvre enfant allait passer. On s'était contenté de mettre de l'amadou sur les piqûres, et, comme le sang continuait à s'écouler, on avait ajouté plusieurs linges, et enveloppé le tout d'une couverture de laine, dont la chaleur facilitait la sortie du sang.

J'arrêtai le sang aussitôt, et fis frictionner le malade; je donnai le vin de Malaga, du bouillon. L'enfant se réchauffa; mais aussitôt il poussa des cris plaintifs, la tête se prit.

Je la fis couvrir de glace, et le corps de révulsifs. Je suspendis le quinquina, qui n'avait plus rien à faire là ; je conservai le malade jusqu'au 9 juin. Les cris hydrancéphaliques étaient des plus forts ; le 9 je commençai à lui donner des toniques diffusibles ; mieux pendant trois jours.

La mère, ne pouvant plus le garder chez elle, l'envoya à l'hôpital, où on lui fit prendre du vin et du bouillon. Le troisième ou quatrième jour, mort à l'Hôtel-Dieu de Paris.

Cette mort est due évidemment à cette hémorragie ; combien de sujets dont le cerveau se congestionne à la suite de saignées copieuses !

Je n'ai besoin de faire aucune réflexion sur le malheur de ce pauvre enfant. Seulement je dirai que son camarade est mort à l'hospice presque aussitôt après l'infection. Si j'ai conservé le mien aussi long-temps, je le devais au quinquina et aux sueurs ; il n'est point mort d'infection du sang, mais bien des suites inévitables de cette forte hémorragie ; sans elle il eût été sauvé.

11ᵉ Fait. — *Guérison.*

M. G., sculpteur, âgé de 38 ans environ, me fait demander le 28 juin 1844. Il se trouve fort incommodé ; voici les symptômes qu'il présente : mal de tête, tête lourde, yeux cernés, face décomposée, langue jaune noirâtre, haleine fétide, urines rougeâtres, ventre dur, garde-robes si dures, qu'elles ne peuvent sortir; peau chaude et sèche, tension générale, stupeur.

Prescriptions : Remède évacuatif, répété le soir; saignée, glace sur la tête au début, quinquina; le lendemain remède évacuatif, saignée, quinquina; ces deux jours selles copieuses, noires, dures et infectes, légères sueurs ; quinquina, collutoire, sueurs copieuses ; le malade dit qu'il est mieux; continuation du quinquina, les sueurs cessent; le 8 juillet convalescence.

Ce Monsieur a gagné sa maladie sur la Seine en pêchant; il a respiré des odeurs fétides ou des miasmes délétères échappés des égouts, des bords ou des eaux de la rivière.

Réflexions : J'aurais pu rapporter ici bien d'autres cas graves pour faire valoir les effets du quinquina employé dans les périodes dites fébriles et au début des maladies typhiques; mais, cela étant inutile, je vais parler de quelques autres maladies par infection.

12e Fait. — *Résorption putride d'abord, résorption purulente plus tard. Guérison.*

Le 27 février 1844 j'ai été chargé par une grande administration de Paris de soigner un homme qui avait eu la main prise sous la roue d'une des voitures de voyage. Toute la partie centrale palmaire avait été écrasée ; cependant je tentai de sauver la main.

Les parties qui avaient été broyées se mortifièrent ;
il y eut une véritable putréfaction cadavérique. J'enle-
vai tout cela dans les pansements ; néanmoins les liquides putréfiés furent absorbés, il y eut de la fièvre,
de l'éréthisme ; mais il survint une diarrhée très abondante et liquide.

Cette crise débarrassa entièrement le malade de
l'empoisonnement putride. Le 5 mars la plaie était
belle, suppurait ; la diarrhée avait cessé, et le malade
était bien.

Il se forma successivement, sous la peau de la région supérieure de l'avant-bras, de vastes foyers purulents, que je fus obligé d'ouvrir. Le pus était beau
et de bonne nature ; il n'avait plus rien de putride.
Bientôt la suppuration se supprima sans cause connue ; cela vint, à n'en pas douter, de quelque excès
que fit le malade.

Alors se produisirent les symptômes de la résorption purulente.

Prescriptions : Bien que la peau eût un peu d'éréthisme, ne pouvant ni saigner ni donner un bain, j'ordonnai une faible dose de sirop de quinquina ; la sueur
parut presque aussitôt. Je continuai le quinquina ;
sueurs sans fétidité, la suppuration reparaît un peu ;
continuation du quinquina, sueurs, la suppuration
vient à grands flots ; continuation du quinquina, la
suppuration n'augmente plus ; suspension du quin-

quina ; le malade est mieux, et ne présente plus rien de remarquable quant à cet accident de résorption.

Cet homme guérit de sa main, après avoir supporté l'amputation du médius, et seize incisions que je lui fis dans l'avant-bras et le bras ; j'ai eu le bonheur de lui conserver quatre doigts à sa main ; les pansements durèrent trois mois et huit jours.

Réflexions : Je pourrais citer plusieurs faits semblables de résorption, soit putride, soit purulente, traités avantageusement par le quinquina ; mais ce serait une répétition inutile.

Il est bon de prévenir que plus le moment de son emploi est tardif, et moins il y a de chance de réussite, parce que le pus détruit la composition des fluides et des solides.

Ce fait prouve, par ces deux accidents de résorption, que la nature et la médecine peuvent sauver dans ces cas qui sont regardés à tort comme mortels.

Il est vrai que les désordres produits dans l'organisme par la matière septique sont souvent irrémédiables.

Dans la résorption, le quinquina reporte la suppuration à l'ulcère, et dégage en même temps par la sueur.

13e Fait. — *Suette miliaire. Guérison.*

Le 28 juillet 1843, appelé chez M. *** pour Mlle F., âgée de 28 ans, afin de remédier à une fluxion de

la joue gauche, avec abcès, provenant de la pose
d'une dent à pivot, que le dentiste avait placée sur
des parties sensibles, je trouvai la malade dans un
état de fermentation fébrile ; la peau était chaude et
sèche, léger mal de tête, les urines étaient blanches.

Cette demoiselle se trouvait fatiguée ; elle ne
croyait avoir que sa fluxion, et elle se mit à rire
lorsque je lui dis que sa fluxion était presque guérie,
mais qu'elle avait en elle une autre maladie qui né-
cessitait de la prudence ; je lui prédis une éruption.
Jamais elle n'avait été malade ; elle ne se doutait pas
qu'elle eût une maladie par infection.

Cependant, en causant, elle m'avoua que depuis un
mois environ elle était prise de vertiges, surtout le
matin ; quelquefois ses jambes ne pouvaient la sup-
porter, alors elle suivait les murs et les meubles pour
se soutenir ; il y a plusieurs jours elle est tombée
dans sa cuisine, où elle est restée très long-temps sans
connaissance ; ce sont des phénomènes évidents d'infection.

J'avertis encore la malade de prendre des précautions ; et comme je lui affirmai de nouveau qu'elle
était sous le coup d'une fièvre avec éruption, elle
consentit à ne commettre aucune imprudence et à
attendre.

Le surlendemain mal de tête, vomissement, éréthisme général.

Prescriptions : Saignée, quinquina, sueur ; remède évacuatif, selles fétides ; continuation du quinquina, sueurs infectes et copieuses ; la malade se plaint de leur odeur ; apparition de boutons miliaires qui couvrent le corps, la figure, le dos, les membres ; toute la peau en est remplie. Mieux sensible ; potion au quinquina ; l'éruption persiste.

Je soutiens la malade avec des bouillons et du vin de Malaga, parce qu'il n'y a aucuns symptômes locaux. et le 9 août la desquammation annonce la convalescence.

Plus tárd, en allant dans cette maison, on me fit placer sur un divan, près d'une porte entr'ouverte ; je ne pus rester là, tant l'odeur qui s'échappait par cette ouverturè était infecte.

Alors je pensai que ces miasmes avaient pu donner la miliaire. En effet on me fit voir où la malade couchait habituellement : c'était près d'un cabinet à l'anglaise dont la soupape se trouvait dérangée ; elle respirait toutes les nuits l'odeur infecte qui sortait d'un long tuyau de cette latrine.

Depuis qu'elle allait mieux, elle couchait de nouveau dans cette chambre, et déjà elle se trouvait indisposée.

Je signalai cette partie de l'appartement comme très insalubre ; sur l'heure on fit réparer la fuite, et cette demoiselle ne fut plus malade.

Réflexions : Ce fait est très curieux sous le rapport de la prédiction, de l'action du quinquina, de la découverte du foyer d'infection, et de la nature du miasme qui a donné la suette. C'est à n'en pas douter de l'hydrosulfate d'ammoniaque.

L'odeur de la sueur était la même que celle que je sentis dans la chambre à coucher.

C'est là une maladie par infection que je trouve tenir des typhus et des fièvres éruptives par tous les symptômes; elle en est en quelque sorte le terme moyen.

14e Fait. — *Rougeole. Guérison.*

Mlle L***, âgée de deux ans, blonde, nerveuse. est atteinte des symptômes suivants, pour lesquels je suis appelé par sa mère le 18 mars 1843.

Alternative de froid et de chaleur, frissons; on voit la petite malade changer d'un moment à l'autre. Son cou paraît être douloureux; elle crie lorsqu'on la dérange; elle préfère les bras de sa mère à son lit; sa tête est embarrassée, elle la laisse tomber; elle éternue et tousse beaucoup; larmoiement, parfois assoupissement, langue blanchâtre. L'enfant boit beaucoup; son pouls est vif, sa peau haliteuse; diarrhée.

Prescriptions : Lavement d'eau de guimauve matin et soir pour laver les colons, potion au quinquina. L'enfant est prise d'une légère sueur la nuit; le matin mieux; potion de quinquina, sueurs, taches roses à la peau ; continuation de la potion, mieux, la rougeole est sortie ; bientôt vient la desquammation et la convalescence.

15ᵉ FAIT. — *Rougeole, danger. Guérison.*

Madame ***, rue de Castiglione, vint me chercher pour sa fille, âgée de 8 ans : c'est une enfant forte, brune, et bien venante. Voici ce qu'elle éprouve : frissons ou chaleur, mal de tête dont elle se plaint sans cesse, face vultueuse, yeux rouges et saillants, paupières tuméfiées, larmoiement ; elle est enchifrenée, tousse beaucoup et sec ; assoupissement, haleine fiévreuse, langue blanche, pouls tendu, peau sèche et chaude ; selles naturelles, mais fétides ; urines rouges et chaudes.

Prescriptions : Lavement de guimauve, saignée, sirop de quinquina, sueurs la nuit ; potion au quinquina, la rougeole paraît, tous les symptômes graves cessent par cette excrétion du principe délétère ; l'enfant joue sur son lit avec des soldats de plomb et des images ; continuation de la potion.

La nuit, refroidissement par la faute d'une femme qui n'est pas habituée aux malades. La rougeole disparaît, symptômes alarmants ; la pauvre petite devient très mal ; le matin on m'envoie chercher d très bonne heure.

Je la trouve avec une forte toux, de la somnolen

ce, la peau froide par endroit, mal de tête violent.

Prescriptions : Changer la femme, couvrir modérément ; cataplasmes de farine de lin aux pieds. Tisane de bourrache miellée, sirop de quinquina, légères sueurs ; les boutons reparaissent ; mieux ; continuation du quinquina. Cinq jours après l'accident les boutons tombent en desquammation, et la convalescence se produit.

Réflexions : Ainsi l'on voit que le malade va toujours mieux aussitôt que le principe morbifique est évacué, et que le quinquina rend des services importants.

16ᵉ FAIT. — *Variole. Guérison.*

Mˡˡᵉ D***, âgée de 26 ans environ, brune, forte, est indisposée depuis quelques jours. On me fait appeler le 22 juillet 1843.

Voici les symptômes : tête lourde, douloureuse, ainsi que le col ; lassitude grande ; elle souffre horriblement de tout le corps ; envies de vomir, langue jaune brune, garde-robes un peu dures, peau chaude et sèche, éréthisme général, face vultueuse, salivation, larmoiement. Je prédis une éruption.

Prescriptions : Lavements répétés émollients pour nettoyer les colons, saignée ; potion au quinquina, sueurs qui infectent la malade ; elle m'annonce que ma potion a fait cesser la courbature et le mal de tête ; elle se trouve beaucoup mieux ; potion au quinquina, éruption varioleuse sur toute la surface du corps ; continuation du quinquina, les boutons se développent jusqu'au dernier ; dessiccation le 27, et convalescence.

Il est bon de noter ici que Mlle D. avait été chez des personnes qui avaient la variole.

Réflexions : Par ce fait l'on peut encore constater qu'une fois que les principes délétères sont excrétés par les sueurs ou par les éruptions, les symptômes graves cessent, et le sujet se trouve hors de danger.

17e Fait. — *Variole. Guérison.*

Mme B., âgée de 36 ans, grande, faible, nerveuse, me fait prier de passer chez elle le 18 mars 1844. Son mari relevait d'une pneumonie ; elle attribua son ndisposition à la fatigue occasionnée par un dizaine de nuits passées près de lui ; elle venait de s'aliter sous la pensée d'une grande fatigue.

Mais bientôt je n'eus point la même idée. Il y avait en elle une espèce de fermentation, qui me fit croire à une éruption ; il est rare que cet état particulier à l'incubation m'échappe.

Au reste voici les symptômes qu'elle présentait : violent mal de tête, douleur dans le cou, et tout le long du dos jusqu'aux fesses ; faiblesses, légères envies de vomir, éréthisme, peau chaude et sèche, pouls plein, face vultueuse, courbature générale douloureuse, douleurs dans les bras et dans les jambes, langue blanche et jaune en arrière, selles rares, dures et fétides ; la malade est enceinte de six mois.

Prescriptions : Lavement évacuatif au chlorure de sodium, répété le soir ; saignée très légère, potion au quinquina avec addition de musc ; sueurs, des petites taches comme des piqûres de puce apparaissent ; quinquina, sueurs abondantes ; la variole se développe, les taches se changent en boutons ; la malade est tout à coup soulagée ; elle demande à manger. Potion au quinquina, des boutons retardataires se développent jusqu'au dernier ; il n'en paraît plus de nouveau. Le 26 mars la dessiccation arrive, et la convalescence se produit.

Mme B. ne sortait jamais de chez elle ; une garde-malade, qui soignait son mari en même temps qu'un varioleux qui mourut de la variole, à ce qu'il paraît, la communiqua à cette dame en venant chez elle.

Réflexions : J'aurais pu donner d'autres faits relatifs à la variole et à la rougeole, etc. ; mais ce travail ne comportait pas de plus nombreuses observations, d'autant plus que celles que je viens de citer m'ont paru concluantes ; et je n'aurais point voulu fatiguer le lecteur inutilement.

FIN.

TABLE DES MATIÈRES.